MÉMOIRE

SUR

LE QUINIUM.

MÉMOIRE

SUR

LE QUINIUM

EXTRAIT ALCOOLIQUE DES QUINQUINAS

PAR LA CHAUX,

PAR

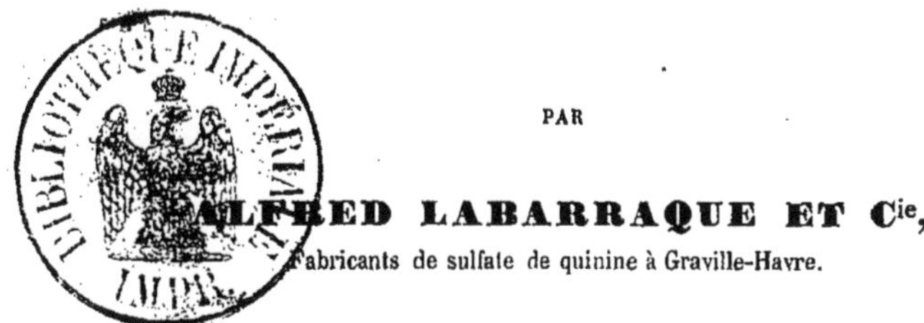

ALFRED LABARRAQUE ET Cie,

Fabricants de sulfate de quinine à Graville-Havre.

PARIS,

GERMER BAILLIÈRE, LIBRAIRE-ÉDITEUR,

17, RUE DE L'ÉCOLE-DE MÉDECINE.

1856.

MÉMOIRE

SUR

LE QUINIUM.

Sur les meilleurs modes d'utilisation des produits de tous les Quinquinas, dans les cas où l'on n'a pas recours à l'emploi du sulfate de quinine.

Préoccupé depuis longues années de la cherté toujours croissante des quinquinas à quinine, le chef de notre maison, M. A. Delondre n'a pas cessé de poursuivre cette pensée, de rendre plus assuré et plus économique, l'approvisionnement pour notre Europe de ce précieux médicament.

C'est dans ce but qu'il tenta en 1828, une expédition fort coûteuse pour l'exploitation des forêts de la Bolivie, et qu'il entreprit en 1846 un long et périlleux voyage dans les forêts du Pérou.

C'est également dans ce but qu'il a soumis à une analyse en grand toutes les sortes de quinquina que le commerce livre aux fabricants de sulfate de quinine et qu'il a ainsi déterminé rigoureusement leur teneur en alcaloïdes fébrifuges.

Pour compléter ce travail, il a publié avec la colla-

6

boration de M. le professeur Bouchardat, un fort bel
ouvrage sur la *Quinologie* (1).

C'est alors que s'est présentée une difficulté d'application, qui pour avoir été prévue, n'en est pas
moins sérieuse.

Les quinquinas de la Nouvelle-Grenade, de
l'Equateur et du Pérou, qui par l'abondance de leur
production, et la qualité des bonnes sortes, peuvent
lutter avec avantage contre les quinquinas de la Bolivie, contiennent presque tous des proportions no-
tables de cinchonine, qui s'accumulent dans les ma-
gasins des fabricants de sulfate de quinine.

Avant d'aller plus loin, il était indispensable de
connaître rigoureusement la valeur fébrifuge de la
cinchonine ; c'est alors que M. Delondre a entre-
pris, avec la collaboration de M. le professeur Bouchardat et de M. le docteur Girault, et avec le concours
de médecins exerçant tant en France qu'en Algérie,
dans les localités marématiques, un travail ayant pour
objet de connaître les *propriétés physiologiques et thé-
rapeutiques de la cinchonine, et de ses sels* comparés
aux sels de quinine (2). En voici les conclusions :

« Sous le rapport de son action physiologique et

(1) *Quinologie.* Des quinquinas et des questions qui, dans l'état
présent de la science et du commerce, s'y rattachent avec le plus
d'actualité, par MM. A. Delondre et Bouchardat ; 1854, 1 vol.
gr. in-4°, avec 23 planches coloriées et 2 cartes.

(2) Ce travail, intitulé *Histoire physiologique et thérapeutique de*

thérapeutique, la cinchonine n'est pas, comme on l'a cru jusqu'ici, complétement comparable à la quinine. L'opinion qui voulait que la cinchonine fût un diminutif de la quinine, ne s'appuie pas sur l'interprétation rigoureuse des faits.

» A dose égale, le sulfate de cinchonine tue plus promptement et plus sûrement les grenouilles et les chiens que le sulfate de quinine.

» L'action du sulfate de cinchonine, sur l'homme sain, présente incontestablement des ressemblances considérables avec l'action du sulfate de quinine; mais l'interprétation rigoureuse des phénomènes montre qu'il existe des différences qui ne se rapportent pas à l'intensité.

» Le sulfate de cinchonine ne cause pas, aussitôt que le sulfate de quinine à dose égale, des bourdonnements d'oreilles, des troubles de la vue; mais à des doses moindres et plus constamment que le sulfate de quinine, il détermine une céphalalgie spéciale assez intense, ayant principalement pour siége, les parties antérieures de la tête, accompagnée d'un sentiment de compression très remarquable. Ces phénomènes apparaissent à la dose de 60 centigrammes à 1 gramme. A cette même dose, beaucoup

la cinchonine, vient d'être publié dans le *Supplément à l'Annuaire de thérapeutique* pour 1856 de M. Bouchardat, p. 1. Il contient, de plus, les travaux de MM. Laveran, Hudellet et Wahu, sur lesquels nous reviendrons plus loin.

plus fréquemment et plus énergiquement qu'avec le sulfate de quinine, on observe des douleurs précordiales, des soubresauts, un affaiblissement très prononcé, qui peut aller jusqu'à la syncope.

» Si le sulfate de quinine doit être préféré au sulfate de cinchonine, pour combattre les fièvres intermittentes pernicieuses, par contre, pour combattre les fièvres intermittentes non pernicieuses, le sulfate de cinchonine marche l'égal du sulfate de quinine.

» 50 centigrammes pris une fois, voilà la dose qui convient pour un jour ; en Algérie la dose peut être portée à 1 gramme.

» Observons cependant, et cela a une grande importance, que le sulfate de quinine à dose égale, supprime plus sûrement, plus rapidement l'accès que le sulfate de cinchonine, mais que ce dernier sel guérit au moins aussi sûrement, lorsqu'on peut disposer de l'élément *temps*, et qu'on n'a pas à redouter un accès pernicieux. »

Maintenant que nous savons que la cinchonine occupe une place importante sous le rapport physiologique et thérapeutique dans la composition des quinquinas, nous pourrons complétement utiliser les quinquinas de toute provenance.

Si la cinchonine le cède à la quinine pour couper l'accès. nous avons constaté qu'elle marche au moins son égale pour combattre les fièvres récidivées, et pour user la fièvre, chez les individus qui séjournent

dans les localités marématiques ; *ces deux bases organi-*
ques se complètent l'une par l'autre, pour leurs effets utiles.

C'est maintenant qu'on peut mieux comprendre
cette pensée d'un grand nombre de médecins, si bien
exprimée par M. le professeur Soubeiran, dans sa
première leçon à la Faculté de médecine.(.... Il est
d'ailleurs des fièvres qui résistent au sulfate de quinine et qui cèdent au quinquina, soit qu'alors le concours des principes tanniques soit nécessaire, ou
que peut-être (j'ai quelque raison de le croire) l'as-
sociation des deux alcaloïdes quinine et cinchonine
puisse faire ce qui est impossible à chacun d'eux sé-
parément.)

Nous pouvons également nous reporter aux notes
sur la quinine, la quinidine, la cinchonine et les
quinquinas, lues dans la séance du 16 novembre
1852, à l'Académie impériale de médecine, par
M. Ossian Henry, chef de ses travaux chimiques, en
son nom et celui de M. A. Delondre, et à la discus-
sion qui a eu lieu à ce sujet dans la séance suivante
du 15 décembre.

Comment donc convient-il d'employer les quinquinas riches à la fois en quinine et en cinchonine?
M. le professeur Guibourt en a indiqué la solution la
plus heureuse, dans un beau rapport à l'Académie
de médecine, sur un des meilleurs quinquinas de la
Nouvelle-Grenade, le *Pitayo.* (.... Il ne sera peut-
être jamais recherché des fabricants de sulfate de

quinine, en raison de la grande quantité de cinchonine qu'il renferme; mais il sera substitué avec beaucoup d'avantages, dans un grand nombre de préparations et de compositions pharmaceutiques, aux
quinquinas gris ordinaires, dont la faible efficacité
est aujourd'hui généralement reconnue (1).

C'est la réforme indiquée, il y a plusieurs années,
par M. Guibourt, que nous nous sommes efforcés
d'effectuer; mais elle ne peut être réalisée que par
l'Académie de médecine, compagnie à laquelle ap-
partient le droit important de devancer les réformes
que les nouvelles éditions du Codex doivent consa-
crer.

Après bien des années de recherches, voilà les
principales auxquelles nous nous sommes arrêtés.

1° Trouver une préparation qui permette d'utiliser tous les quinquinas qui contiennent de la quinine et de la cinchonine, et c'est le plus grand
nombre;

2° Arriver à l'uniformité de produit, par un dosage
facile et rigoureux des alcaloïdes fébrifuges, en met-
tant ainsi à contribution de la manière la plus heureuse, la grande découverte de Pelletier et Caventou;

(1) *Aujourd'hui c'est le quinquina Pitayo que les fabricants
préfèrent à cause du prix élevé du quinquina calisaya de la
Bolivie.*

Rapport sur le quinquina Pitayo, par MM. Mérat, Planche, et
Guibourt. (*Bulletin de l'Académie*, t. IV, p. 258.)

3° Conserver tous les produits utiles des quinquinas, en éliminant seulement les matières inertes qui s'opposent à la facile absorption des principes actifs, et qui fatiguent l'appareil digestif ;

4° Obtenir un rapport en quinine et en cinchonine qui approche de l'ensemble trouvé dans le quinquina calisaya plat de Bolivie, sans épiderme, que l'expérience a montré être le plus efficace, et qui a succédé aux quinquinas rouges de l'Équateur, encore plus riches en cinchonine, mais dont l'emploi est très restreint aujourd'hui, à cause de leur prix élevé et de leur rareté dans le commerce (1) ;

5° Simplifier les opérations, de manière qu'il n'y ait rien de perdu, et de façon qu'on puisse livrer le *meilleur fébrifuge* au plus bas prix possible.

C'est en effet une question très importante que celle du prix, lorsqu'il s'agit d'un médicament cher, dont l'usage doit être continué, et qui le plus souvent est nécessaire aux plus pauvres travailleurs des campagnes.

L'emploi général et complet de tous les quinquinas à quinine et à cinchonine éloignera une des plus graves préoccupations que l'usage si

---

(1) Le quinquina calisaya plat de Bolivie rend 4 parties de sulfate de quinine et 1 partie de cinchonine. Les quinquinas rouges de l'Équateur, rendent 2 parties de sulfate de quinine et une partie de cinchonine.

général et si étendu du sulfate de quinine a fait surgir.

On a craint l'épuisement des forêts de la Bolivie, et les funestes effets d'un monopole accaparant tous les quinquinas que produit cette République ; si le but que nous poursuivons est atteint, rien de cela ne·pourra être redouté. Les forêts du Pérou , de l'Équateur, de la Nouvelle-Grenade, sont inépuisables, et par leur exploitation, on n'a pas à redouter l'influence si fâcheuse du monopole ; ce résultat est déjà en partie obtenu par nos travaux sur les quinquinas de la Nouvelle-Grenade.

Préparation de l'extrait alcoolique de quinquina à la chaux (quinium). — Panchreste (1) du quinquina.

On fait un mélange de deux parties de quinquina Pitayo broyé ou de toute autre espèce, ou ensemble d'espèces représentant le résultat que nous allons indiquer, et de une partie de chaux éteinte; on épuise par lixiviation au moyen de l'alcool 36 degrés Cartier; on distille l'alcool, et l'on continue l'évaporation jusqu'à ce qu'on ait obtenu un extrait sec, d'une couleur blonde, d'une odeur aromatique et nullement déliquescent; on pèse 4 grammes 50 centigrammes

(1) Πᾶν, tout; χρηστὸς, utile.

de ce quinium divisé le plus possible, on le met pendant deux heures dans un tube bien bouché avec 15 grammes d'éther, on agite de temps à autre, puis on laisse reposer pendant une heure ; on décante dans une capsule, on ajoute sur le dépôt 15 grammes d'éther, on agite, on jette sur un filtre, et on lave avec 15 nouveaux grammes d'éther.

Les colatures éthériques sont réunies dans la capsule, et, par leur évaporation, elles laissent toute la quinine.

Le résidu laissé sur le filtre est desséché, il contient la cinchonine.

La quinine est traitée, comme il est dit à l'article 156 du Codex, par l'eau acidulée avec l'acide sulfurique et un peu de noir animal.

Les liqueurs donnent par une évaporation lente des cristaux de sulfate de quinine, qu'on lave avec un peu d'eau, qu'on sèche entre deux papiers buvards, et que l'on pèse ; on doit trouver 1 gramme 20 centigrammes.

La cinchonine restée sur le filtre est traitée de la même manière et convertie en cristaux de sulfate de cinchonine, dont le poids doit être de 30 centigrammes.

Le poids des deux sulfates d'alcaloïdes doit être le tiers de celui du quinium, soit 1 gramme 50 centigrammes pour les 4 grammes 50 centigrammes de quinium employé.

Le rapport du sulfate de quinine au sulfate de cinchonine sera donc : : 4 : 1 , soit, pour l'exemple cité :

> 1 gram. 20 centigr. de sulfate de quinine
> 0 — 30 — de sulfate de cinchonine = 1gr,50

des deux sels réunis formant le tiers du quinium.

Rien n'est plus facile que d'obtenir ce rapport exact; supposons, en effet, qu'on eût traité une écorce dans laquelle la cinchonine intervient pour une proportion supérieure au cinquième, il ne s'agit, dans une seconde opération, que de choisir une écorce d'autre espèce, dans laquelle la quinine se trouve dans un rapport plus grand que celui de 4 à 1. Les deux produits étant analysés, un calcul très simple apprendra dans quel rapport ils doivent être mélangés pour obtenir un extrait dans lequel la quinine, convertie en sulfate, et la cinchonine, également convertie en sulfate, se trouvent dans les proportions indiquées. Cette condition est de rigueur; il faut que le médecin qui prescrit le quinium sache bien qu'il peut compter sur un produit contenant toujours un tiers d'alcaloïdes composé de quatre parties de quinine et une de cinchonine.

Toutefois, pour arriver à ce résultat plus sûrement, il sera mieux sans doute d'assortir dès le principe le mélange des diverses écorces que l'on aura

pu se procurer en prenant pour bases les rendements
en alcaloïdes qui sont publiés dans la *Quinologie*
de MM. Delondre et Bouchardat, l'essentiel est que le
rapport de 1 à 4 entre les alcaloïdes soit fixé, et que
leur teneur soit rigoureusement déterminée, quelles
que soient les espèces de quinquina employées.

Pour administrer le quinium sous forme pilulaire,
il suffira de formuler ainsi :

Quinium, 15 centigrammes, pour que chaque
pilule renferme 5 centigrammes d'alcaloïdes fébri
fuges.

Veut-on prescrire du vin de quinium, voici la
formule :

Vin blanc généreux . . . . 1 litr.

Quinium, 4 grammes 50 centigrammes dissous
dans douze fois son poids d'alcool à 36 degrés Cartier, mélangé au vin filtré, pour que le vin renferme
1 gramme 50 centigrammes des deux alcaloïdes.

Ces deux formules peuvent suffire à toutes les indications avec celles que le Codex a consacrées.

Grâce à elles, on pourra employer de la manière
la plus simple, la plus exacte et la plus utile, toutes
les espèces de quinquina, du Pérou, de l'Équateur
et de la Nouvelle-Grenade, qui nous offrent des res-
sources presque inépuisables. On les emploiera en
conservant tous leurs principes utiles, et en obtenant

dans toutes les pharmacies des préparations toujours identiques.

En effet, les quinquinas employés en nature dans les officines varient, pour leur richesse en alcaloïdes, depuis 1/2 pour 100 et quelquefois au-dessous, jusqu'à 3 et 4 pour 100. Malgré les soins apportés dans les préparations, comment les médecins peuvent-ils compter sur l'efficacité d'un médicament dont le principe actif est si variable?

Pour compléter notre tâche, il nous reste à exposer les raisons qui nous ont fait adopter cette forme d'extrait alcoolique, auquel M. A. Delondre a donné le nom de convention de *quinium*, pour exprimer plus brièvement sa première pensée, *Panchreste* (tout l'utile) du quinquina, et à démontrer par des faits cliniques quelle est l'étendue et la portée des services qu'on en peut attendre.

La première et principale raison qui nous a fait adopter la forme pharmaceutique du quinium, c'est qu'avec quelques grammes de matière on peut rigoureusement vérifier sa teneur en quinine et en cinchonine.

L'analyse est aussi nette que facile; tout pharmacien peut l'exécuter en suivant les indications que nous avons posées. Ce produit est dégagé ainsi des matières qui, dans le quinquina et les extraits alcooliques ordinaires, s'opposent à la facile cristallisation des sulfates de quinine et de cinchonine; le contrôle est donc très commode partout et pour tous : c'est aujourd'hui une condition indispensable, il faut que l'acheteur ait sa garantie.

La seconde raison qui nous à fait adopter la forme pharmaceutique du quinium, c'est que nous conservons ainsi toutes les matières utiles du quinquina, et que nous n'éliminons que les substances inertes.

Voici les expériences que nous avons exécutées; nous avons traité d'une part à chaud jusqu'à épuisement, par de l'alcool à 36 degrés, 60 kilogrammes de quinquina Pitayo, et le produit en extrait alcoolique a été de 7 kilogrammes 300 grammes.

D'autre part, nous avons traité également à chaud, par de l'alcool à 36 degrés jusqu'à épuisement, 60 kilos du même quinquina mêlé avec le tiers de son poids de chaux éteinte, et nous avons obtenu $5^k,500$ quinium. •

Quelles sont les matières qui, dans la préparation du quinium, ont été retenues par la chaux? Une expérience très simple va nous l'apprendre.

1° Nous avons fait dissoudre 4 grammes de quinium dans 50 grammes d'alcool à 36 degrés en agitant à plusieurs reprises, et aidant la dissolution par une température de 50 degrés; la dissolution a été presque complète, ce qui restait sur le filtre était insignifiant.

2° 5 grammes d'extrait alcolique mis en contact avec 80 grammes d'alcool à 36 degrés, en agitant à plusieurs reprises, et aidant la dissolution par une température de 50 degrés, ont laissé sur le filtre 1 gramme de matières insolubles ; ces matières résineuses ou cireuses qui sont entraînées par la première action de l'alcool bouillant, sont insolubles dans l'eau acidulée, et dans l'alcool lui-même quand elles sont isolées. La dissolution alcoolique filtrée et évaporée jusqu'à siccité, reprise par l'éther n'a cédé qu'une très minime portion de quinine, le résidu traité par l'acide sulfurique n'a été dissous qu'en partie sans cristalliser. Ainsi la portion soluble dans l'alcool enveloppe encore les alcaloïdes de manière à s'opposer à leur séparation par les acides ou par l'éther.

Ce sont toutes ces matières que nous regardons comme inertes ou nuisibles, qui sont retenues par la chaux, et qui ne se trouvent pas dans le quinium, élimination qui a le double avantage de permettre de doser facilement les alcaloïdes, et d'assurer la dissolution complète et l'absorption des produits utiles.

On peut donc considérer le quinium comme représentant le meilleur quinquina, sans le ligneux et les matières cireuses et résineuses, qui, lorsqu'on administre la poudre, n'ont d'autre effet que de fatiguer l'appareil digestif, et de s'opposer à l'absorption des principes utiles, outre l'incertitude de la qualité des écorces.

Si nous joignons à ces avantages celui d'offrir une

composition constante qui peut être vérifiée rigoureusement avec quelques grammes de matière, nous
aurons résumé en peu de mots, les *raisons d'être* de
notre extrait alcoolique à la chaux.

Un grand nombre d'expériences ont été tentées
depuis plusieurs années, à notre instigation et à nos
frais, tant en France qu'en Algérie, pour déterminer
la valeur thérapeutique du quinium; il nous serait
impossible de les réunir ici; mais pour fixer l'opinion
de l'Académie, nous nous contenterons de citer
quelques-unes des observations publiées *à notre insu*,
par trois médecins qui ont employé le quinium, dans
les localités à fièvres : MM. *Laveran* (1), en Algérie
(Blidah); *Hudellet*, dans les Dombes (Ain); *Wahu*, en
Algérie (Cherchel).

Résumé de M. Laveran. — « Il me semble ressortir
de la comparaison des faits :

»Que la marche des fièvres intermittentes est moins
rapide qu'on ne le croit, en se rapportant seulement
aux symptômes des accés;

» Que l'éloignement des localités insalubres, le re-
pos et les soins hygiéniques peuvent seuls faciliter
la disparition des signes de l'intoxication.

(1) *Études sur l'action comparée du sulfate de quinine, du sulfate
de cinchonine et du quinium dans le traitement des fièvres intermittentes d'Afrique*, par M. le docteur Laveran, médecin principal.
(*Gazette médicale*, 1856, n°s 1 et 2.)

» Que les accidents étudiés sous le nom d'accès ont d'autant plus d'intensité et de durée que la saison est plus chaude.

» Que le sulfate de quinine est indispensable pour combattre tout accès intense.

» Que les fièvres ont d'autant plus de tendance à se terminer spontanément, qu'elles sont plus anciennes, ou que la saison est plus éloignée des mois chauds de l'année ;

» Que les fièvres récidivées peuvent être traitées par la cinchonine, le quinium ou l'expectation ;

» Que la meilleure économie à faire par l'administration dans le traitement des fièvres intermittentes, consiste à traiter complétement les malades, à ne donner le sulfate de quinine qu'à l'hôpital, à l'administrer largement dans les mois de juillet, août et septembre, en se bornant en dehors de la saison épidémique au régime tonique, et à l'emploi du quinium dans les accès rebelles. »

M. Hudellet, médecin en chef de l'hôpital de Bourg (Ain), a publié dans la *Revue médicale* du 31 décembre 1854 un mémoire intitulé : *Études comparatives des sulfate de quinine, de cinchonine et du quinium dans le traitement des fièvres intermittentes.* En voici un extrait :

« ... Dans le principe, j'ai employé, et mes confrères de l'hôpital après moi, indifféremment le sulfate de cinchonine et l'extrait alcoolique, quinium, de M. Delondre, chez nos fiévreux; tous ont été débarrassés de leur fièvre, avec une économie des deux tiers sur le prix du sulfate de quinine, aussi promptement, sans plus de récidives, avec un tel succès enfin que nous n'employons plus maintenant que ces deux moyens.

» ... Pour l'extrait alcoolique (quinium), je l'ai employé d'abord en pilules, et comme je trouvais qu'il agissait moins promptement, à la même dose, j'ai essayé de le rendre soluble à l'aide de l'alcool presque bouillant. On est obligé d'employer 15 grammes d'alcool, par gramme d'extrait; introduit dans du vin blanc sec. La dose de 30 ou 40 centigrammes, prise dans l'intervalle d'un accès, a rarement laissé revenir le troisième accès, et le plus souvent le deuxième ne reparaissait pas, que la fièvre fût tierce, quarte ou quotidienne. En résumé, de mes expériences et de celles de mon collègue, M. Place, qui a bien voulu les continuer lorsque je lui ai cédé le service, remontant au mois de mars 1853 jusqu'au 20 août 1854, il résulte que les relevés faits avec le plus grand soin sur nos cahiers de visite, nous ont donné les résultats suivants :

» ... 70 fièvres traitées par l'extrait alcoolique (quinium), ont été *toutes* enlevées avant la troisième dose. »

Par une dernière lettre du 6 janvier, M. Hudellet nous écrit: « Vous m'avez montré une telle bienveillancé et un tel désintéressement que je n'hésite pas à vous annoncer que nos pauvres Dombistes ou Bressans allant en Dombes, ont aussi épuisé le fébrifuge que vous avez bien voulu me donner pour eux ; si vous vouliez m'en envoyer encore, ils en seraient ainsi que moi très reconnaissants, et à ce sujet, je vous répéterai que comme *préservatif* (4 grammes en solution ajoutés à une bouteille de vin blanc ou rouge et pris à la dose d'un petit verre à eau-de-vie) il a produit encore cette année des effets tellement surprenants que de 5 à 6 lieues, on venait m'en demander avec des certificats d'indigence, donnés soit par les maires, soit par les curés. *Pas un seul des individus qui en ont usé comme préservatif n'a contracté la fièvre, soit avant, soit pendant leur séjour dans le pays d'étangs.*

» Plus j'observe, plus je vois combien il serait heureux de faire profiter les pauvres fébricitants de votre découverte, en donnant une grande publicité aux faits déjà observés. »

M. le docteur Wahu, médecin principal, chef de l'hôpital militaire de Cherchel (Afrique), a publié dans l'*Annuaire de médecine et de chirurgie pratiques* pour 1855, page 31, un mémoire sur le *Quinium et sur son emploi comme tonique dans les cas de cachexies palustres scorbutiques et scrofuleuses.* Nous en citons les passages suivants :

« Toutes les fois qu'il s'agit des quinquinas, et des

médicaménts qui en sont tirés, le nom de M. Delondre se présente tout naturellement. C'est encore ce
chimiste qui a eu, il y a quelques années, l'idée de
former un *extrait* contenant toutes les parties actives
du quinquina, à l'exclusion des parties inertes, c'est-
à-dire du ligneux, du rouge cinchonique insoluble,
des résines insolubles. Cet extrait, qui n'a rien de
commun avec les extraits des quinquinas des diverses pharmacopées, a reçu le nom de *quinium*.

» ... Il y a deux manières d'administrer le quinium : 1° en pilules, en pulvérisant cet extrait et en
y mélangeant du miel solide, de manière à former
une masse de consistance pilulaire ; 2° en solution
dans du vin rouge ou blanc. On fait dissoudre le quinium dans suffisante quantité d'alcool à 36 degrés,
puis on mêle au vin et l'on filtre. Le vin de quinium
qui a servi à nos expérimentations était composé de
4 grammes quinium dans alcool à 36 degrés 50 grammes, vin blanc ou rouge 950 grammes. Après avoir
fait des expériences comparatives, nous croyons
pouvoir dire que le vin blanc est préférable au vin
rouge, et que le vin de quinium est préférable aux
pilules, dans la majeure partie des cas.

» Le mélange de la solution alcoolique au vin rouge
détermine un abondant précipité de matière colorante, ce qui rend le médicament fort désagréable à
prendre, si on ne le filtre pas, et ce qui le rend moins
actif si on le filtre, parce que, dans ce dernier cas, la

matière colorante entraîne une certaine quantité de quinium qui reste sur le filtre. Lorsque l'on se sert de vin blanc, on n'a point ces inconvénients à redouter, et, dans ce cas, le vin de quinium peut être accepté par les malades sans être filtré, ce qui est toujours préférable; mais du moins si on le filtre, il reste fort peu de chose sur le papier.

» En se servant des pilules, on a l'avantage de pouvoir administrer une plus grande quantité de quinium à la fois; mais nous pensons, d'après les résultats que nous avons obtenus, que le quinium en nature, tel qu'il se trouve dans les pilules, n'est dissous qu'imparfaitement par le suc gastrique et par les acides de l'estomac, tandis que lorsque cet extrait est en solution dans le vin additionné d'alcool, il est d'autant plus facilement assimilable que son véhicule est un stimulant diffusible énergique.

» Nous sommes loin, au surplus, de donner notre opinion comme chose définitive; nous ne la présentons, au contraire, que comme une indication qui pourra servir à d'autres expérimentateurs.

» Le mieux s'est fait sentir aussi promptement chez les malades qui ont fait usage du vin de quinium à la dose de 50 grammes matin et soir, ce qui représente 4 décigrammes de quinium, que chez ceux qui ont pris 4 pilules matin et soir (8 décigrammes de quinium); mais il ne nous a pas semblé se faire sentir plus promptement chez ces derniers, d'où nous concluons que dans ce cas l'absorption ne se fait pas aussi bien.

» Nous savons que certains praticiens, en petit nombre sans doute, derniers zélateurs de la médecine dite *physiologique*, frémiront à l'idée de faire ingérer à leurs malades 100 grammes de vin pur contenant 5 grammes d'alcool à 36 degrés, ce qui, en tenant compte de l'alcool naturellement contenu dans le vin dont nous nous servons, donne un total de 17 pour 100 d'alcool. Qu'ils se rassurent, cependant : nous avons administré cette dose à un grand nombre de malades, et cela pendant quinze jours, un mois et même plus, selon le degré de détérioration physique à laquelle ils étaient parvenus par suite de cachexies palustre scorbutique ou scrofuleuse, et jamais il n'est survenu de *gastro-entérite;* jamais ces malades n'en ont ressenti d'autres effets qu'une tonification graduelle, une augmentation de puissance digestive, et, par suite, un mieux-être qui s'est dessiné assez rapidement pour que l'on pût en conclure que le quinium avait sa grande part dans le retour de la santé.

» Nous avons affaire ici en Algérie, à une population que le manque d'une bonne alimentation et la privation des choses indispensables dans ce pays (vêtement et habitation convenables) rendent complétement désarmés en présence d'un ennemi dont les attaques sont incessantes. Les villages coloniaux surtout sont peuplés en général d'individus qui, avant leur arrivée en Afrique, n'avaient jamais habité que les grandes villes, où ils exerçaient des professions diverses, mais qui n'avaient rien de commun avec les travaux des champs. Ces hommes et ces femmes n'étaient point, en France, dans une position de fortune bien brillante, et cependant ils pouvaient s'accorder quelquefois de la viande et du vin, et ils n'étaient point sous l'influence constante de miasmes paludéens.

» Ici ils ne mangent *jamais* de viande, ne boivent de vin que fort rarement, et quel vin ! Leur alimentation est mauvaise, car elle ne se compose que de substances végétales assaisonnées avec de mauvaise graisse de porc, elle est fort insuffisante.

» Les travaux des champs ou les défrichements dépassent les forces de ces bras non exercés ; ils sont même très pénibles sous cette latitude pour les hommes habitués dès l'enfance aux durs labeurs de la campagne et qui ne peuvent se procurer une bonne nourriture. Il s'ensuit que pour combattre la débilité due à ces causes diverses, nos colons font usage, les femmes aussi bien que les hommes, d'absinthe et d'autres liqueurs stimulantes, d'où l'impuissance de résister à la fièvre, qui à chaque instant vient les assaillir. Aussi l'hôpital est leur refuge, et tous les ans, après les principaux travaux agricoles, ils viennent *s'y refaire*. Quelques-uns y arrivent avec des accès de fièvre bien caractérisés, d'autres n'y apportent qu'une débilité extrême et des cachexies scorbutiques ou paludéennes à divers degrés. Nous recevons souvent à l'hôpital des individus qui *n'ont jamais éprouvé d'accès de fièvre*, et qui, après plusieurs années de séjour dans nos villages coloniaux, ont le teint jaune-paille, si caractéristique, la rate doublée de volume, en un mot tous les signes de la cachexie palustre portée déjà à un haut degré. Ces hommes et ces femmes, voire même ces pauvres enfants, car eux aussi subissent l'influence délétère, nous arrivent débilités et avec des organes digestifs en très mauvais état, et incapables de servir à l'assimilation. Nous leur administrons une nourriture légère d'abord, puis de plus en plus substantielle. Lorsque des accès de fièvre se sont fait sentir depuis peu, nous leur donnons pendant quelques jours du sulfate de quinine à doses fractionnées, plusieurs fois par jour (3 ou 4 décigrammes chaque six heures), puis le vin de quinium, car grâce à la générosité de M. Delondre, nous sommes amplement approvisionnés de ce précieux extrait, et au bout de huit à dix jours, il survient un mieux déjà appréciable. Ces faces pâles se colorent, l'appétit devient vif, les digestions sont complètes; à la tristesse, à la langueur, succèdent la gaieté et la vivacité, en un mot il y a retour à l'état de santé normal.

» Nous ne donnerons pas ici toutes les observations

que nous avons relevées dans notre service si complexe de l'hôpital de Cherchel, où nous traitons nous-mêmes tous les genres de maladies, car nous voulons éviter des longueurs et des redites; nous allons nous borner à présenter quelques cas des plus tranchés, et nous terminerons nos réflexions en disant que M. Delondre a rendu à l'humanité un de ces services qui n'ont guère d'écho que parmi les hommes adonnés aux sciences chimiques et médicales, mais qui n'en sont pas moins d'une valeur incomparablement plus grande que ne le serait la découverte d'un moyen énergique de destruction. Mais l'espèce humaine est ainsi faite, elle applaudit ceux de ses membres qui inventent de beaux engins de guerre, et elle les comble d'honneurs et de satisfactions morales, tandis que le plus souvent elle laisse dans l'oubli les hommes qui usent leur vie à travailler à leur conservation.... »

.... *Suivent plusieurs observations qui se terminent ainsi :*

« Nous pourrions multiplier les citations, mais les observations qui précèdent suffiront à prouver combien est puissante et décisive l'action tonique et réparatrice du quinium. »

Nous ferons suivre ces diverses citations, de quelques remarques sur l'emploi du sulfate de quinine et du quinium.

Avantages comparés du sulfate de quinine et du quinium.

Toutes les fois qu'il faudra couper sûrement et promptement un accès de fièvre, le sulfate de quinine marchera toujours avant toutes les préparations du quinquina; aucune d'elles et le quinium lui-même ne pourront lui être comparées, pour cette merveilleuse puissance ; c'est pour cela que *rien ne peut le remplacer*, lorsqu'il faut combattre des accès pernicieux.

Mais lorsqu'il s'agira de guérir une fièvre ancienne, sans incertitude, sans secousses, c'est alors que le quinium reprendra sa suprématie, à la place de la poudre des quinquinas que l'on employait autrefois.

Quand on veut combattre les fièvres intermittentes dans un hôpital ou dans une localité saine éloignée des foyers où ces fièvres ont pris naissance, l'expectation seule (comme M. Chomel l'avait si bien établi pour les hôpitaux de Paris, comme M. Laveran l'a vérifié pour ceux de Blidah) suffit dans le plus grand nombre de cas; et alors le sulfate de quinine est dans ces conditions l'adjuvant le plus précieux de l'expectation; il montre encore son incontestable supérioité pour débarrasser *vite et définitivement*, les malades des fièvres intermittentes qui les tourmentaient.

Mais, quand les malades restent dans les localités et dans les conditions où ils ont été pris par la fièvre, c'est alors que le remède qui use le mal sans causer d'ébranlement à l'économie reprend sa supériorité.

C'est dans les pays à fièvres, au milieu des causes qui leur ont donné naissance, quand ces mêmes causes persistent, que tous les avantages du quinium apparaissent; c'est dans ces conditions que M. Wahu l'a administré en Algérie et M. Hudellet dans les Dombes.

Pour résumer en quelques mots notre pensée, nous pourrions dire : le sulfate de quinine est au quinium et à la poudre des quinquinas, ce que l'alcool est au vin.

Conclusions.

Qu'il nous soit permis de résumer rapidement les considérations qui nous ont conduit, après plusieurs années de travaux, de méditations et de sacrifices, à demander à l'Académie l'application favorable du décret du 3 août 1850 pour la préparation à laquelle nous avons donné le nom de *quinium*.

1° C'est une préparation essentiellement officinale : les opérations qu'elle comporte sont trop longues et trop multipliées pour qu'on puisse l'exécuter immédiatement sur l'ordonnance d'un médecin. Or, les préparations officinales doivent être, ou insérées au

Codex, ou avoir reçu votre haute approbation, la loi et les décrets l'ont ainsi sagement décidé.

2° Les quinquinas des différentes forêts de l'Amérique du Sud, contenant dans des proportions très variées la quinine et la cinchonine, ne peuvent tous être fructueusement utilisés par les fabricants de sulfate de quinine ; il faut pour en tirer le meilleur parti, les destiner aux préparations pharmaceutiques ; mais les pharmaciens ne peuvent le faire, avant que vous ayez consacré le principe des opérations que nous avons indiquées, pour en tirer les produits utiles.

3° En adoptant la préparation du quinium, on réunit les avantages de précision, d'uniformité dans le dosage et la facilité d'employer tous les quinquinas, et par conséquent, de maintenir à un prix peu élevé un médicament qui est si souvent destiné aux plus pauvres travailleurs.

Bain. 1752

An Account, &c.
ou traité des anciens
Bains, & leur usage
dans la medicine ; par
Thomas Glass.
Londres, A. Whitridge.
1712, 8°.

T.
(99.)
3212.
11.   15